Krankheit als Begegnung
Hans Ulrich Albonico

Inhalt

Krieg im Menschen – Zum Menschenbild in der Immunologie	3
Krankheit – ein Versagen?	4
Sinn der Krankheit	5
Kräfte des Wachsens und des Lernens	6
Die Lymphozyten-Schule	7
Allergien: Reizbare Langeweile des Immunsystems	8
Das Immunsystem braucht Training	9
Können wir vorbeugen?	10
Allergie und Lernstörungen	10
Vorbeugen durch Erziehung	11
Autoimmunkrankheiten: Verwirrung im Immunsystem	12
Verwirrung durch Impfungen?	12
Impfungen: Hilfe und Gefährdung	13
AIDS und andere Immunschwächen: Das «Baumsterben» im Menschen	14
Wo liegen die Ursachen?	14
AIDS in Afrika	15
AIDS – Erschöpfung des Immunsystems	16
Krebs: Aufruf zur biographischen Krankheitsbetrachtung	17
Gesunde Krankheiten?	18
Therapieprinzip Wärme	19
Selbsterkenntnis im Organismus: Das Immunsystem als Begegnungsstätte	21
Symbiose mit Bakterien	21
Retroviren auch in unseren Zellen	22
Prionen als Informationsträger?	22
Literaturverzeichnis und Anmerkungen	23

Krieg im Menschen –
Zum Menschenbild in der Immunologie

In weiten Teilen der Erde – so auch in Europa – herrscht immer noch oder neuerdings wieder Krieg. Krieg zwischen den Völkern, zwischen verschiedenen Rassen, Religionskriege, Bürgerkriege. Trotz besserer Einsicht rüsten auch die Supermächte wieder auf. Wie ist es zu erklären, dass nach den verheerenden Kriegserfahrungen der Vergangenheit, trotz aller Friedensforschung, trotz der wunderbaren technischen Errungenschaften zur Erleichterung unseres Lebens die Gewalt das zentrale Problem unserer Kulturentwicklung am Beginn des 21. Jahrhunderts darstellt?

Wenn wir dieser Frage nachgehen, werden wir alsbald feststellen, dass heute in vielen unserer Lebensbereiche, ganz besonders aber auch in unserer modernen technischen Medizin, eine ausgesprochen kriegerische Sicht der Prozesse und Auseinandersetzungen vorherrscht. Das wird nirgends so klar wie in den Bildern und Modellvorstellungen der Immunologie. Immunologie wird üblicherweise als die «Lehre von den Abwehrmechanismen» des Organismus definiert, und die Vorstellung geht dahin, dass auf dem Schlachtfeld unseres Immunsystems hochaufgerüstete Lymphozyten (Immunzellen) und «Killer-Zellen» mit logistischer Unterstützung durch «Zytokine» und «Lymphokine» (Botenstoffe) einen erbarmungslosen Abwehrkrieg gegen brutale Bakterien, raffinierte Viren und subversive Prionen führen. Der Mensch ist – so gesehen – hineingestellt in einen gnadenlosen Überlebenskampf des Stärkeren gegen den Schwächeren, es herrscht Krieg im Menschen.

«Heisse Schlacht im kalten Winter»: Unter diesem Titel publizierte die Pharmaforschung Roche Basel 1992 einen vielbeachteten, von der Naturforschenden Gesellschaft Basel prämierten **Beitrag «zum Verständnis für die Naturwissenschaften».** Der Aufsatz beginnt wie folgt:

«Hartnäckiger Nebel hält die Sonne seit Tagen gefangen. Ein eisiger Wind bläst ins Gesicht und lässt die Ohren nach kurzer Zeit rot aufleuchten. Endlich kommt der Bus. Noch bevor ich sitze, fängt die Nase an zu laufen. In dem Moment erwischt mich ein herzhafter Nieser von hinten links. Der Kampf beginnt.

Eine ganze Armada randalierender Viren versucht, meinen Körper zu entern ... Eine Angriffstruppe wurde beim Einatmen mit einem kräftigen Luftstrom auf die Nasenschleimhaut geworfen und kämpft bereits gegen dort plazierte Verteidigungswaffen. Als ein Virus schliesslich eine Körperzelle entern kann, schlägt diese Alarm durch einen Botenstoff. Alle Nachbarzellen sind gewarnt und leisten passiven Widerstand ...

Nachdem ein Vertrag über die Waffenlieferung unterzeichnet ist, machen sich die Vertreter der Rüstungsfirmen an die Arbeit. In kürzester Zeit wird im Industriegebiet eine Munitionsfabrik für genau zum Virus passende Spezialwaffen der Gattung Antikörper errichtet. Produktion und Verteilung laufen auf vollen Touren. Antikörper umzingeln das Virus und heften ihm damit das Todesurteil an die Stirn. Die Vollstreckung übernehmen die Hilfsarbeiter der Polizei...»[1]

Im Begleitkommentar schreibt die Jury: «Es mag bedenklich anmuten, aber vielleicht ist die Tatsache, dass sowohl die Nachrichten im Fernsehen als auch im Radio und in den Zeitungen grösstenteils von Kampf und Krieg handeln, dafür verantwortlich, dass die Vergleiche der Verfasserin funktionieren und auch so eindrücklich wirken.

Der Naturwissenschaftler sagt klar: ‹Das Immunsystem ist brutal, hier geht es um Angriff, Abwehr und Zerstörung, hier herrscht Krieg.›»

Diese Sichtweise durchzieht nicht nur die Medizin, sie wird hier aber besonders verhängnisvoll. Die moderne Medizin ist in vielen ihrer technischen Bereiche bestrebt, im Kampf gegen die Krankheit immer härtere Waffen auf breitester Front einzusetzen: neue Generationen von Antibiotika gegen die Bakterien, hochgiftige antivirale Medikamente, flächendeckende Impfkampagnen gegen die Kinderkrankheiten. Dass dabei das Leben (griechisch «bios») aus dem Blick verloren wird, beweist der moderne Jargon: Begrifflichkeiten wie «Bio-technologie», «Bio-medizin», «Bio-ethik» tauchen eben deshalb auf, weil der **Inhalt** des Begriffes «Leben» verloren geht. Damit läuft die Medizin Gefahr, dass ihre durchaus eindrücklichen modernen Errungenschaften eher als Bedrohung denn als Hilfe erlebt werden.

Krankheit – ein Versagen?

Ohne weitere Hinterfragung wird damit die Krankheit in den Bereich des Menschenfeindlichen gerückt: Krankheit als Versagen, als nicht zum Menschen gehörig, als unmenschliche Bedrohung. «Gesundheit für alle im 21. Jahrhundert» fordert die WHO (Weltgesundheitsorganisation) in ihrer «Vision», welche 1978 auf der Weltkonferenz in Alma Ata geboren und 1998 aktualisiert wurde.[2] Gewiss eine noble Vision! Doch was ist Gesundheit? Durch Jahrzehnte hindurch wurde – im Bewusstsein ihrer Unzulänglichkeit – die alte Definition akzeptiert: «Ein Zustand vollständigen physischen, geistigen (‹mental›) und sozialen Wohlbefindens». Zum Millenniumswechsel hat nun die WHO – völlig unbemerkt von jeglicher Öffentlichkeit – dieser Definition einen zweiten Teil beigefügt: Gesundheit ist «die Reduktion der Sterblichkeit, Erkrankungshäufigkeit und Invalidisierung zufolge aufdeckbarer Krankheiten oder Störungen (‹detectable disease or disorder›)». Gleichzeitig wurde Gesundheit ausdrücklich zu einem Menschenrecht erklärt und gesundheitliche Gleichheit (‹equity in health›) gefordert.

In dieser Definition liegt eine ungeheure Brisanz, welche uns in diesem neuen Jahrhundert noch intensiv beschäftigen wird. Die Definition ist unterschwellig höchst zwiespältig; Not und Chance liegen nahe beieinander.

«Gesundheit für alle im 21. Jahrhundert» – gewiss ein humanistisches Anliegen! In den Händen einer zunehmend utilitaristischen (auf finanziellen Nutzen bedachten) Gesundheitspolitik jedoch gleichzeitig ein problematisches Instrument.

Warum problematisch?
Erstens wird zementiert, dass Krankheit als grundsätzliche Unmenschlichkeit verstanden wird. Der Ruf nach Ausrottung der Krankheiten, beispielsweise durch weltweite, flächendeckende Impfkampagnen, ist dann zwingende, logische Konsequenz. Wenn Eltern ihre Kinder noch Masern durchmachen lassen, verstossen sie demnach gegen die Menschenrechte. Zweitens muss nach dieser Definition nicht nur die Krankheit, sondern bereits die Krankheitsveranlagung aufgedeckt und einer medizinischen Intervention zugeführt werden. Gesundheit bedarf – so gesehen – zum Beispiel einer breiten prädiktiven (voraussagenden) Gendiagnostik, damit allfällige «Disorders» (abweichende Veranlagungen) möglichst schon vor der Geburt erfasst, registriert und eliminiert werden können. Und drittens hat die Bestimmung der Gesundheit als Menschenrecht bereits dazu geführt, dass die Gesundheit als überindividuelles, kollektives Gut betrachtet und – beispielsweise in der Transplantationsmedizin – nach Gesichtspunkten des «Nutzens» sozusagen auf die Menschen verteilt wird. Die neue Bioethik-Konvention des Europarates leistet dieser Tendenz Vorschub, indem sie z.B. die «fremdnützige Forschung an nichteinwilligungsfähigen Personen» ausdrücklich vorsieht.[3]

Sinn der Krankheit

Demgegenüber gibt es heute immer mehr Menschen, welche die Frage haben, ob nicht Krankheit zum Menschen gehört; die Frage gar eines möglichen Nutzens von Krankheit, die Frage nach dem Sinn der Krankheit. «Krankheit als zubemessene Schickung mit lebensgeschichtlichem Hintergrund und tieferem Sinn», schreibt der Schweizer Internist Frank Nager und zeigt in seinem Buch «Der heilkundige Dichter – Goethe und die Medizin»[4] eindrücklich auf, dass das gesamte literarische und naturwissenschaftliche Werk Goethes nicht denkbar wäre ohne seine Krankheiten, von den Pocken bis zum Herzinfarkt: «Gesundheit ist bei Goethe alles andere als Freiheit von Leiden und Krankheit. Sie hat für ihn viel mehr zu tun mit Lebendigkeit und Lebenssinn und mit der Fähigkeit, trotz Leiden und Anfechtung **sein** Leben zu führen, sich zu entfalten, der zu werden, der er ist.»

Rudolf Steiner hat zu dieser Frage bereits zu Beginn des letzten Jahrhunderts radikal Stellung bezogen.

Die Einsicht, dass Krankheit grundsätzlich zum Wesen des Menschen gehört, ja, das spezifisch Menschliche überhaupt erst ermöglicht, ist wohl die wichtigste Grundlage der anthroposophischen Medizin!

Krankheit gehört unabdingbar zum Menschen. Die Forderung nach Ausrottung der Krankheiten wird zwar nicht den Menschen ausrotten, wohl aber die Menschlichkeit in Frage stellen. Es ist diese Dimension der modernen Medizin, die uns vor allem Angst macht. Es muss deshalb die Frage gestellt werden: Lassen die Forschungsergebnisse der modernen Immunologie nicht eine humanere Sichtweise zu? Eine Sicht, welche in der Krankheit nicht ausschliesslich eine biologische Niederlage sieht? Eine Einstellung, welche die uns umgebende und durchdringende Welt der Mikroorganismen nicht à priori als feindlich erlebt? Wie wir sehen werden, trägt die moderne Immunologie durchaus selber das Potential zur Überwindung der Kriegsparadigmatik in sich. Ihr ist es ja zu verdanken, dass sich der Blick der Medizin von der ausschliesslichen Sicht auf feindliche Mikroben als Krankheitserreger wieder dem «Wirt» zugewandt hat, dem kranken Menschen eben. Immunologie ist eigentlich nicht vorab die Lehre der Abwehrmechanismen des Organismus, sondern die Wissenschaft der Kompetenz des Organismus, d.h. seiner Selbständigkeit in der Auseinandersetzung mit Umwelt und Welt, die ihm ermöglicht, «der zu werden, der er ist».

Kräfte des Wachsens und des Lernens

Unser Organismus steht in fortdauernder vielfältiger Auseinandersetzung mit seiner Umgebung, welche ihn je nachdem fördert oder auch bedroht. Der ungeborene Embryo lebt noch vollständig umhüllt im Schutze des mütterlichen Organismus; auch das Neugeborene bringt noch einen gewissen Immunschutz mit auf die Welt, der sich zum Beispiel in mütterlichen Antikörpern gegen verschiedenste Krankheiten zeigt, ein «immunologischer Schutzengel» sozusagen. Im Stillen wird dieser entscheidende frühe Schutz vor unzeitgemässer Belastung noch weitergeführt.

Parallel zur äusseren Entwicklung des Kindes mit Aufrichtung, Entwicklung der menschlichen Bewegungsmuster, Gehfähigkeit und Spracherwerb entwickelt sich sein eigenes Immunsystem. Am Thymus, einer Immundrüse hinter dem Brustbein, lässt sich diese Entwicklung, die auch in zahlreichen anderen Organen abläuft, direkt ablesen: Der Thymus ist am grössten beim Embryo und Kleinkind und bildet sich dann bis zum Erwachsenenalter immer mehr zurück, um schliesslich gegen den Lebensabend hin seine Funktion ganz einzustellen – man spricht deshalb vom Thymus auch als der «Lebensuhr des menschlichen Organismus». Der Thymus entwickelt sich embryonal aus der dritten Schlundtasche, was genau jener Stelle des oberen Verdauungstraktes entspricht, welche den Übergang von der bewussten Nahrungsaufnahme in Mund und Gaumen zur unbewussten Verdauung kennzeichnet. Entsprechend besteht denn auch die Funktion des Thymus grundsätzlich in der Vermittlung von Wahrnehmung und Verdauung, er gibt dem Organismus die organische Grundlage für die Unterscheidung zwischen «fremd» und «selbst».

Die Lymphozyten-Schule

Nach heutigem Immunologieverständnis ist der Thymus sozusagen die «Schule der Lymphozyten», wo sie lernen, körperfremdes Eiweiss von körpereigenem Eiweiss zu unterscheiden.[5] Die Lymphozyten müssen diese Erkenntnisse sogar auswendig lernen (man spricht dann etwa von «Gedächtniszellen»), um sie in späteren Auseinandersetzungen mit der Umwelt gezielt anwenden zu können.

Erkennen, Erinnern, gezielte Anwendung – das sind alles Lernkonzepte: Im Immunsystem lernt das Kleinkind auf organischer Ebene, sich gesund und integer in seine Umwelt hineinzustellen – ganz analog dazu, wie es dann als Schulkind geistig lernen muss, um im weiteren Leben bestehen zu können. Es ist nun eine der zentralen Erkenntnisse der anthroposophischen Medizin, dass es sich bei den Kräften, welche der Entwicklung des Immunsystems zugrunde liegen, um die gleichen Kräfte handelt, welche dem Kind für sein geistiges Lernen zur Verfügung stehen müssen – es sind die Lebenskräfte, die aller körperlichen und geistigen Gesundheit zugrunde liegen. Rudolf Steiner und Ita Wegman, die Begründer der anthroposophischen Medizin, schreiben dazu:

«Diese Kräfte betätigen sich im Beginne des menschlichen Erdenlebens – am deutlichsten während der Embryonalzeit – als Gestaltungs- und Wachstumskräfte. Im Verlaufe des Erdenlebens emanzipiert sich ein Teil dieser Kräfte von der Betätigung in Gestaltung und Wachstum und wird Denkkräfte … Es ist von der allergrössten Bedeutung, zu wissen, dass die gewöhnlichen Denkkräfte des Menschen die verfeinerten Gestaltungs- und Wachstumskräfte sind. Im Gestalten und Wachsen des menschlichen Organismus offenbart sich ein Geistiges. Denn dieses Geistige erscheint dann im Lebensverlaufe als die geistige Denkkraft.»[6]

Damit ist auch klar, dass diese Metamorphose der menschlichen Lebenskräfte von Wachstums- in Bewusstseinskräfte der Förderung durch äussere – aber auch innere – Herausforderungen bedarf: Auch die «Lymphozytenschule» braucht ihre Lehrer. Und es ist einsehbar, dass diese Herausforderungen altersgerecht angemessen sein müssen. Anhaltende Unter- wie auch unzeitgemässe Überforderungen sowohl des Immun- wie auch des Nerven-Sinnes-Systems können zu nachhaltigen Schwächen und Schädigungen führen.

Gesundheit ist ein dynamisches Gleichgewicht zwischen Herausforderung und Verarbeitung. Die typische Situation des Kindes in den heutigen westlichen Industrieländern ist tendenziell eine Unterforderung in der Entwicklung des Immunsystems mit gleichzeitig früher Überlastung im Wahrnehmungsbereich und – beispielsweise durch Frühförderung – im Bereich des intellektuellen Denkens.

Wie wir sehen werden, kann es deshalb nicht überraschen, dass einerseits die **Allergien** und **Autoimmunkrankheiten** massiv zugenommen haben, dass andererseits aber auch **Lernstörungen, Aufmerksamkeits-Defizit-Syndrom (ADS)** und **Autismus** immer häufiger zu werden scheinen. In den Dritte-Welt-Ländern ist die Situation oft umgekehrt: Die Kinder sind unterernährt, werden schon früh von allen möglichen Krankheiten heimgesucht und mit massiven Antibiotika-Kuren behandelt, so dass das Immunsystem schon frühzeitig erschöpft ist; umgekehrt bleiben die intellektuellen Herausforderungen oft auf der Strecke: Auf dem Boden solcher Immunschwächen treten dann leicht die verschiedenen Krankheiten auf, welche heute unter dem Schlagwort «**AIDS**» zusammengefasst werden.

Der Umgang mit den Lebenskräften im frühen Kindesalter ist aber nicht nur für die Gesundheit in der Jugend wichtig, sondern mindestens ebenso bedeutsam für jene Lebensphase, in welcher die Kräfte zurückgehen: für das Alter, den Lebensabend. Bei allen Einwirkungen auf das Kind – erzieherisch wie medizinisch – muss deshalb die Frage mitschwingen: Wie wirkt sich der Eingriff auf das Kind aus, wenn es 60 oder 70 Jahre alt sein wird? Daraus entsteht eine Haltung der biographischen Verantwortung. Wie wir sehen werden, sind solche Zusammenhänge im Falle der Krebskrankheiten wissenschaftlich bereits ein Stück weit untersucht worden; gleichermassen müssten aber auch die entsprechenden Fragen hinsichtlich der zahlreichen degenerativen Krankheiten (s. S. 17) wie Arteriosklerose, Arthrose oder Morbus Alzheimer hinsichtlich frühkindlicher Einwirkungen untersucht werden.

Allergien: Reizbare Langeweile des Immunsystems

Jedes Jahr wird die Freude am neuen Frühling für immer mehr Menschen getrübt durch juckende, tränende Augen, eine fliessende Nase, lästiges Niesen bis hin zur quälenden Atembehinderung: Heuschnupfen und Asthma sind hierzulande gleichermassen wie die atopische Dermatitis (Hautekzem) massiv im Vormarsch. In der Schweiz leidet bereits jeder vierte Einwohner an einer Allergie, über 400'000 Kinder, Jugendliche und Erwachsene haben Asthma, in den USA ist bei Kindern jede dritte Notfall-Spitaleinweisung durch Asthma bedingt.

Dabei macht die immunologische Forschung zunehmend deutlich:

Allergien sind häufiger in Ländern mit hohem Hygiene-Standard, bei sozial besser gestellten Bevölkerungsteilen und in kinderarmen Familien.

Eine grossangelegte Untersuchung in Deutschland nach der Wende wollte beweisen, dass Allergien in den schmutzgeplagten Industriegebieten von Leipzig und Halle häufiger wären als beispielsweise in München. Gefunden wurde das Gegenteil: Dreimal höhere Allergieraten im sauberen Westdeutschland.[7] Verschiedene Studien ergaben ein gehäuftes Auftreten von Asthma und atopischem Ekzem in wohlhabenderen Familien. Demgegenüber konnte gezeigt werden, dass Allergien seltener auftreten nach durchgemachten Kinderkankheiten wie Masern, nach Hepatitis A (infektiöse Gelbsucht), nach Wurmerkrankungen, ja sogar nach Tuberkulose-Infektionen. Die Zeitschrift «Bild der Wissenschaft» schreibt:

«Die Mediziner müssen umdenken. Einen grösseren Einfluss auf die Gesundheit als die Umweltverschmutzung scheint der Lebensstil zu haben.»[8]

In Schweden wurde die Probe aufs Exempel gemacht: Jackie Swartz, anthroposophischer Arzt in der Vidar-Klinik in Järna, führte in Zusammenarbeit mit den Abteilungen für Immunologie, Epidemiologie und Umweltmedizin des Karolinska Universitätsspitals in Stockholm eine Vergleichsstudie in einer anthroposophischen Schule und zwei staatlichen Nachbarschulen durch.[9] Die angewandten Haut- und Blutuntersuchungen ergaben eine deutlich niedrigere Allergie-Häufigkeit bei Schülern im «anthroposophischen Setting». Als mögliche Ursachen werden Ernährung, zurückhaltender Umgang mit Antibiotika und das Durchmachen der Masern diskutiert.

Das Immunsystem braucht Training

«Kinder leiden vermehrt unter Erwachsenen-Krankheiten wie Allergien und psychosomatischen Störungen», schrieb unlängst die «Neue Zürcher Zeitung»,[10] dagegen seien die klassischen Kinderkrankheiten am Verschwinden. Diese Beobachtung trifft das Problem möglicherweise in seinem Kern. Natürlich ist es zunächst erfreulich, dass viele Infektionskrankheiten und das damit verbundene Leid zurückgegangen sind. Aber indem unsere Kinder immer weniger Kinderkrankheiten durchmachen, wird das Immunsystem mangels echter Herausforderung auch weniger trainiert. Gleichzeitig sind die Kinder immer schärferer und früherer Belastung des Nerven-Sinnes-Systems ausgesetzt, so dass eine gewisse organische «Gehässigkeit» entsteht, die bei geringster Berührung zur Überreaktion neigt. Im Englischen wäre diese Situation mit dem Begriff des «touchy infant» treffend eingefangen. Allergien manifestieren sich demnach gleichsam als Überreaktionen eines «gelangweilten» Immunsystems.

Können wir vorbeugen?

Was also können wir tun gegen die rasante Ausbreitung der Allergien? Interessanterweise weist die neueste Allergieforschung selber darauf hin, dass die «Allergene», also die allergieauslösenden Agentien wie Hausstaub-Milben oder Blütenpollen, möglicherweise gar nicht so entscheidend sind, wie die Medizin jahrzehntelang gedacht hat. Ebenso bedeutsam ist die Reaktionslage des Organismus, und diese wird, wie gezeigt, von allem Anfang in der Auseinandersetzung des Individuums mit seiner Vererbung und mit der Umwelt nachhaltig geprägt. Der sicherste statistische Zusammenhang wurde für das Stillen gefunden: Kinder, welche mindestens vier bis sechs Monate lang ausschliesslich mit Muttermilch ernährt – und somit vor verfrühten Allergen-Kontakten geschützt – werden, neigen später weniger zu Allergien.[11] Nach dem Säuglingsalter braucht das Kind aber die Auseinandersetzung. So entwickeln beispielsweise Bauernkinder weniger Heuschnupfen als Nicht-Bauernkinder.[12] Kinder in grösseren Familien sind ebenfalls weniger allergiegefährdet.[13]

Die Begegnungen des Organismus mit der Aussenwelt müssen altersgemäss angepasst und stufenweise aufbauend erfolgen können.

Gegebenenfalls kann natürlich versucht werden, Entwicklungseinseitigkeiten mit konstitutionell wirkenden Therapien auszugleichen.

Allergie und Lernstörungen

Es ist zu erwarten, dass das moderne Ungleichgewicht zwischen «gelangweiltem» Immunsystem und überlastetem Nervensystem auch auf der geistig-psychischen Ebene zu Auswirkungen führt. So ist es denkbar, dass die in letzter Zeit zunehmenden, noch schlecht verstandenen Erscheinungen wie Lernstörungen, ADS (Aufmerksamkeits-Defizit-Syndrom) einerseits und Autismus andererseits damit zusammenhängen.

Aus der Psycho-Neuro-Immunologie ist heute gut bekannt, dass das Nervensystem mit dem Immunsystem in vielfältigster Weise vernetzt ist. Beide Organsysteme entwickeln sich vorzugsweise in der Embryonalzeit und im ersten Jahrsiebt. In diesem Alter ist, wie wir gesehen haben, zum Beispiel der Thymus, in dem die Reifung der Lymphozyten stattfindet, am aktivsten. Und weitestgehend in dieser Zeit reifen Gehirn und Nervensystem, welche im späteren Alter fast nicht mehr regenerieren. Wir haben es also mit einer sowohl prägenden als auch vulnerablen Phase in der kindlichen Entwicklung zu tun. Unzeitgemässe Eingriffe können Schwächungen bedeuten, welche im gesamten späteren Leben nicht mehr ausgeglichen werden können.

Es ist seit langem bekannt, dass die Nervenzellen Überträgersubstanzen produzieren, welche als «Neurotransmitter» Nervensignale auf andere Zellen übertragen. Seit etwa 20 Jahren weiss man, dass die Immunzellen ihrerseits derartige Hormone produzieren, welche «Zytokine» und «Lymphokine» genannt werden. Die neueste Forschung hat nun aufgezeigt, dass diese Überträgersubstanzen weitgehend identisch sind:

Die Eiweisse, welche in den Prozessen von Wahrnehmung, Bewusstsein und Denken entstehen, vermitteln auch unsere Immunkräfte! Der Zusammenhang zwischen den geistigen und psychischen Funktionen und der Immunität lässt sich also heute bis in die Eiweiss-Moleküle hinein verfolgen.

So kann es nicht überraschen, dass parallel zur Ausbreitung der Immunkrankheiten Lernstörungen, Aufmerksamkeits-Defizit-Syndrom und Autismus stark zugenommen haben. Eine englische Forschergruppe fand zum Beispiel einen Zusammenhang zwischen dem gehäuften Vorkommen von Autismus und der Masernimpfung (somit dem Ausbleiben der Masernerkrankung) sowie den Autoimmunkrankheiten (s. S. 12) des Darms wie Morbus Crohn und Colitis ulzerosa.[14]

Vorbeugen durch Erziehung

Die Prävention solcher modernen Krankheitstendenzen kann in allererster Linie eine Pädagogik bewirken, welche Entwicklungseinseitigkeiten entgegen wirkt.[15] In den letzten Jahrzehnten wurde im Erziehungswesen die Intellektualität auf Kosten des schöpferischen Denkens und sozialer Fähigkeiten einseitig gefördert. Und es besteht eine starke Tendenz, diese Förderung durch Früheinschulung und Vorschulprogramme laufend vorzuverlegen. Das Gehirn ist aber erst mit 7–8 Jahren so weit ausgereift, dass es den schulischen Forderungen gewachsen ist. Amerikanische Studien haben aufgezeigt, dass Kinder, die vor $6^1/_2$ Jahren eingeschult wurden, später mehr gesundheitliche Schwierigkeiten hatten als Kinder, die bei der Einschulung ein Jahr älter waren.[16]

«Biographische Verantwortung» heisst, dass die Pädagogik zur Präventivmedizin werden muss.

Autoimmunkrankheiten:
Verwirrung im Immunsystem

Gleichzeitig mit den Allergien haben auch die Autoimmunkrankheiten in den westlichen Industrieländern massiv zugenommen. Dabei handelt es sich um verschiedenartigste, entzündliche, chronisch-destruktive Krankheiten, welche durch das Auftreten von «Auto-Antikörpern» definiert werden, also «Selbst»-Antikörpern gegen eigene Gewebe, z.B. **Polyarthritis** (Gelenkentzündung), **Morbus Crohn** (Darmentzündung), **Nervenentzündungen** und **Multiple Sklerose**. Am besten dokumentiert ist die Zunahme des jugendlichen Diabetes (Zuckerkrankheit), der auf einer Zerstörung der Bauchspeicheldrüse durch eine autoimmune Entzündung beruht. 44 europäische Zentren haben Daten von 16 000 Kindern ausgewertet und in den Jahren 1989 bis 1994 eine Zunahme um 17% gefunden.[17]

Worin aber besteht das Wesen der Autoimmunkrankheiten? Das Auftreten von Autoantikörpern, also selbstzerstörerischen Immuneiweissen, weist deutlich darauf hin:

Das Immunsystem ist irgendwie «verwirrt» worden. Es hat seine Sicherheit in der Unterscheidung zwischen «fremd» und «selbst» verloren, empfindet sich selber als fremd, richtet sich gegen sich selbst.

Seit langem rätselt die Medizin, wer oder was denn das Immunsystem verwirrt.

Verwirrung durch Impfungen?

Wie bei den Allergien gibt es ganz gewiss auch bei den Autoimmunkrankheiten verschiedenste Ursachen. Mit einer gewissen Vorrangigkeit stellt sich hier aber die Frage nach der Auswirkung der modernen Impfprogramme.

Zeitlich fällt die Ausbreitung der Autoimmunkrankheiten zusammen mit der Verbreitung der Impfungen.

Das lässt sich am Beispiel des jugendlichen Diabetes exakt aufzeigen. Auch örtlich besteht der Zusammenhang: Länder mit speziell ehrgeizigen Durchimpfkampagnen, wie z.B. Finnland, weisen stärkere Zunahmen des jugendlichen Diabetes auf.[18]

Mit der Impfung spritzen wir «attenuierte», d.h. zwecks Abschwächung künstlich veränderte Krankheitskeime ein und fügen damit dem Organismus gewissermassen eine Pseudokrankheit zu, um ihn zu einer Antikörperbildung zu veranlassen, ohne dass er die eigentliche Krankheit richtig durchmachen muss. Bereits 1985 hat aber eine dänische Studie gezeigt, dass z.B. das

Durchmachen der Masern ohne richtige Krankheitssymptome zu vermehrtem Auftreten von Autoimmunkrankheiten führt.[19] Die offiziellen Impfprogramme der westlichen Länder sehen derzeit für unsere Kinder bereits in den ersten 18 Lebensmonaten etwa 25 Impfungen gegen 9 verschiedene Krankheiten vor, weitere sollen dazu kommen. Liegt es da nicht auf der Hand, dass derart massive künstliche Eingriffe in das reifende Immunsystem zu allermindest zu einer «Verwirrung» führen können?

Jeder Impfstoff enthält zudem verschiedene Zusatzstoffe, bisher z.B. häufig Aluminium und das quecksilberhaltige Thiomersal, welche sowohl toxische (direkt-giftige) wie auch allergische Reaktionen auslösen können.

In der Folge seien die wichtigsten Autoimmunkrankheiten aufgelistet, bei denen heute die Auslösung durch Impfungen bekannt ist. Über die Häufigkeit solcher Impfkomplikationen ist wenig Verlässliches bekannt. Offiziell gelten sie als sehr selten; gezielte neuere Untersuchungen, z.B. durch Gegenüberstellung von Spitaleintrittsbefunden mit Impfzeugnissen, haben jedoch aufgezeigt, dass ernsthafte Impfnebenwirkungen möglicherweise wesentlich häufiger sind als bisher angenommen.[20]

Die wichtigsten Autoimmunkrankheiten, bei denen heute die Auslösung durch Impfungen bekannt ist:

- Jugendlicher Diabetes nach Mumps-, Hämophilus- und Hepatitis B-Impfung
- Akute und chronische Arthritis (Gelenksentzündung) nach Rötelnimpfung
- Chronisch-entzündliche Darmerkrankungen (Morbus Crohn, Colitis ulzerosa) nach Masernimpfung
- Thrombozytopenie (Blutplättchenmangelkrankheit) nach Masernimpfung
- Guillain-Barré-Syndrom (Aufsteigende Lähmung) nach Masern-, Hepatitis B- und Grippeimpfung
- Multiple Sklerose nach Hepatitis B-Impfung.

Impfungen: Hilfe und Gefährdung

Was folgt aus diesen Beobachtungen für die Prävention von Autoimmunkrankheiten? Im Einzelfall ist es schwierig oder meist unmöglich, bei Gesundheitsstörungen oder Krankheiten, die nach Impfungen auftreten, einen ursächlichen Zusammenhang nachzuweisen. Noch schwieriger ist es, im Voraus abzuschätzen, ob ein Kind von einer Impfung profitieren wird, indem sie eine Krankheit, der es vielleicht schlecht gewachsen wäre, zu verhindern hilft oder ob sich die Impfung ungünstig auswirken wird.

Es gilt deshalb, Impfungen grundsätzlich sorgfältig und zurückhaltend zu handhaben.

Nachdem das angebrochene Jahrhundert bereits als das «Jahrhundert der Impfung» gefeiert wird, besteht von offizieller Seite heute die Tendenz, dass diese Sorgfalt durch kränkende Einschüchterung und Angstmacherei unterlaufen wird, während sie im Gegenteil eine lebensbejahende, mutvolle Haltung verlangt, wie sie auch in der aktuellen «**Ottawa-Charta zur Gesundheitsförderung**» der WHO (Weltgesundheitsorganisation) postuliert wird:

«**Gesundheitsförderung ist ein Grundprozess, der allen Menschen ein höheres Mass an Selbstbestimmung über ihre Gesundheit ermöglichen soll, um sie damit zur Stärkung ihrer Gesundheit zu befähigen sowie ihre Kompetenz zu fördern, ihre Umwelt gesund zu gestalten.**»[21]

AIDS und andere Immunschwächen: Das «Baumsterben» im Menschen

Neben den Allergien und Autoimmunkrankheiten haben auch die erworbenen Immunschwächekrankheiten in den letzten zwanzig Jahren zugenommen. Dabei denken wir zwangsläufig sofort an AIDS – tatsächlich handelt es sich aber hierzulande auch um eine breite Palette schlecht diagnostizierbarer chronischer Krankheitszustände, welche zur Zeit etwa «**Chronic Fatigue Syndrome,** CFS» (chronisches Müdigkeitssyndrom) oder «**Fibromyalgie-Syndrom,** FS» genannt werden, sich aber auch einfach in **Leistungsknick, burn-out-Syndrom** oder unerklärlich **erhöhter Infektanfälligkeit** äussern können.

Wo liegen die Ursachen?
Auch bei AIDS («Acquired Immune Deficiency Syndrome) handelt es sich keineswegs um eine einheitliche Krankheit, sondern um unterschiedlichste Krankheiten mit ganz verschiedenen Verläufen, deren einziger gemeinsamer Nenner eine erworbene Immunschwäche ist, welche mit einem positiven HIV (Human Immunodeficiency Virus)-Test einhergeht. Leider erfolgten die Abklärungen von AIDS von allem Anfang an mehr als Medienspektakel denn im Sinne einer zurückhaltend-seriösen Wissenschaft, so dass bis heute die entscheidenden Fragen zur Verursachung von AIDS unbeantwortet blieben.[22] So gibt es immer noch keine autorisierte elektronenmikroskopische Aufnahme des HI-Virus, keine Möglichkeit zur Virus-Isolation im Labor, keine echte Kontrollmöglichkeit für die Qualität der HIV-Tests, keine bewiesene Hypothese zur Zellzerstörung durch das HI-Virus. Dieser Missstand gipfelte vorläufig auf dem internationalen AIDS-Kongress 2000 in Durban darin, dass der südafrikanische Präsident Mbeki in einer Depesche an Präsident Clinton die Frage aufwarf:

«Gibt es überhaupt Beweise für die dogmatisch gehandhabte Hypothese, wonach AIDS durch das HI-Virus verursacht wird?»[23]

In den westlichen Ländern, wo AIDS-Krankheiten seit 1981 beschrieben wurden, waren vor allem Drogensüchtige und Homosexuelle mit hoher Promiskuität (häufiger Partnerwechsel) betroffen. Diese Patienten geben in ihren Vorgeschichten meist eine Vielzahl von immunschwächenden Einwirkungen an: Drogen, Medikamente, gehäufte Infektionen, Fehlernährung, Dauerstress, Schlafentzug, soziale Ausgrenzung, Depressionen und Angst. Bei den – eher seltenen – Patienten ohne diesen komplexen Hintergrund steht meistens die Angst im Vordergrund, vor allem auch die durch das vermeintliche Todesurteil eines positiven HIV-Tests ausgelöste Panik, welche tief in die vitalen Funktionen hinein wirkt. Möglicherweise liegt darin eine Erklärung, dass die AIDS-Krankheiten in allen Ländern, in welchen die wissenschaftliche AIDS-Kritik wirksam wurde, so dass sich der einzelne HIV-Test-Positive aus seiner Hoffnungslosigkeit erheben konnte, seit etwa 1992 zurückgehen – also deutlich bevor 1995 die modernen antiviralen Mehrfachtherapien eingeführt wurden.

AIDS in Afrika
Mittlerweile ist AIDS jedoch zum zentralen Gesundheitsproblem der Entwicklungsländer geworden, ganz besonders in Afrika.

In diesen Ländern wird die Diagnose AIDS für ganz andere Krankheiten verwendet als bei uns, besonders für die Tuberkulose.

Nach der für Afrika eigens eingesetzten offiziellen Definition der WHO genügen bereits ein über einen Monat dauerndes Fieber, ein Gewichtsverlust von mehr als 10% oder ein anhaltender Durchfall für die Diagnose «AIDS» – unabhängig von einem allfälligen HIV-Test. Damit ist aber nur jene Situation erfasst, welche seit je prägend war für die gesundheitlichen Katastrophen in Afrika, bedingt durch Unter- und Fehlernährung, mangelnde Hygiene, gehäufte Infektionen und Antibiotikabehandlungen. Die weiteren Ursachen liegen meist in Krieg, Armut, sozialer Entwurzelung und kulturellem Vakuum. Anders als im Westen bedeutet jedoch die Diagnose «AIDS» für einen Afrikaner auch heute noch ein absolutes Todesurteil: Er ist vor sich und vor der Gesellschaft «gezeichnet», oft aus der Familie ausgestossen, vom medizinischen Personal von vornherein aufgegeben, hoffnungslos verloren. Entsprechend ist die Prognose der AIDS-Krankheiten in Afrika vorläufig noch katastrophal.

AIDS – Erschöpfung des Immunsystems

Aus immunologischer Sicht steht bei den AIDS-Krankheiten die Immunschwäche im Sinne einer Erschöpfung des Immunsystems im Vordergrund. Aufgrund jahrelanger Überforderung durch verschiedenste Einwirkungen, vom HI-Virus bis zur Angst, kommt es schliesslich zum Zusammenbruch. Der chronische Stress kann oft in einem anhaltenden Hypercortisolismus (erhöhte Cortison-Ausschüttung der Nebennieren) nachgewiesen werden. Cortison wirkt bekanntlich unterdrückend auf das Immunsystem. Schliesslich beginnen die T4-Lymphozyten im Blut messbar abzufallen und ihre Funktionsfähigkeit zu verlieren. Damit wird der Organismus anfällig für alle möglichen, zum Teil sonst völlig harmlosen Infektionskrankheiten und auch Tumoren.

Für sogenannt «Betroffene» ist es demnach wichtig zu wissen, dass nach heutiger Erkenntnis das Entscheidende nicht das HI-Virus ist, sondern die Immunschwäche. Wie erwähnt, gibt es in den westlichen Ländern immer mehr HIV-Test-Positive, die gesund bleiben.

Therapeutisch geht es also darum, dem HIV-Test-Positiven ohne erkennbare immunschädigende Einwirkungen zu helfen, das Vertrauen in seine Gesundheit und den Glauben an sein Leben nicht preiszugeben.

Für den erkennbar Immungefährdeten oder Immungeschwächten geht es jedoch darum, ihn nach allen Regeln der medizinischen Kunst immunstärkend zu betreuen und zu behandeln.

Bei der Begleitung von HIV-Test-Positiven, welche tatsächlich AIDS-Krankheiten entwickeln, erhält man jedoch oft den Eindruck, dass hier die Lebenskräfte bereits so nachhaltig geschädigt sind, dass wirksame Therapien einfach zu spät kommen. Es ist wie beim Baumsterben: Die vital geschädigten Bäume können sich oft noch jahrelang halten, aber dann gehen sie plötzlich zugrunde. In diesem Sinne laufen Naturprozesse nicht linear: Die Homöostase (das gesunde Gleichgewicht) wird oft lange aufrechterhalten, um dann plötzlich unwiderbringlich zusammenzubrechen. Hier liegt wohl eine spezifische Tragik des AIDS-Geschehens, welche die Forschung noch intensiv weiter beschäftigen muss. Die einseitige Ausrichtung der gesamten AIDS-Forschung auf das HI-Virus hat dazu geführt, dass wir über die tieferen Ursachen des Immunzusammenbruchs bei AIDS noch sehr wenig wissen.

Krebs: Aufruf zur biographischen Krankheitsbetrachtung

Der militanten Sichtweise des Immunsystems als Kriegsschauplatz begegnen wir noch einmal beim Krebs: In unserem Organismus «entarten» laufend Zellen zu Krebszellen, welche durch besondere Immunzellen, die sogenannten «Killer-Zellen» sofort zerstört werden müssen, damit sie sich nicht vermehren und monströs zu einer Geschwulstbildung führen können. Wenn diese subversiven Zellen dennoch überhand nehmen, fährt die Medizin ihre klassischen grobkalibrigen Geschütze auf: Chemotherapie, Bestrahlung, Operation. Der Feind wird hier in unserem eigenen Organismus geortet, und der Krieg wird entsprechend nach innen geführt.

Nun sind Krebskrankheiten oft zunächst furchtbar schlimme Geschehnisse, welche diese Sichtweise nur allzu verständlich erscheinen lassen. Aber gerade Krebskranke selber bestätigen in der Sprechstunde immer wieder, dass sie nicht nur unter der Krankheit leiden, sondern ebenso unter den Feindbildern, welche wir mit dem Krebsgeschehen verknüpfen.[24] Gibt es – selbst beim Krebs – die Möglichkeit einer fundierten, friedlicheren Betrachtungsweise?

Im Verlauf unseres Jahrhunderts lässt sich eine interessante Verschiebung im Krankheitsgeschehen feststellen:

Zu Beginn des Jahrhunderts wurde die Statistik der Todesursachen noch beherrscht von grossen Infektionskrankheiten wie Typhus, Cholera, Lungenentzündung, Kindbettfieber und – allen voran – der «weissen Pest», der Tuberkulose, welche damals so gefürchtet war wie heute der Krebs.

Heute machen demgegenüber die Infektionskrankheiten nicht mehr als 1–2% aller Todesfälle aus; die grossen Fieberkrankheiten sind bei uns zur Zeit stark in den Hintergrund getreten. Erwachsene haben bei Infektionen kaum mehr hohes Fieber. Aber wir kennen auch die Schattenseite unserer Zivilisation: So erkrankt z.B. jeder dritte Schweizer im Verlaufe seines Lebens an Krebs, und jeder vierte stirbt daran! Gewisse Krebsarten, ganz besonders der schwarze Hautkrebs (Melanom), sind massiv am Zunehmen und treten immer häufiger auch bei jungen Menschen, neuerdings sogar schon bei Kindern auf.

Wir konstatieren also eine Verlagerung von akuten, entzündlichen, fieberhaften Erkrankungen zu chronischen, degenerativen, sklerosierenden (verhärtenden) Krankheiten.

Entzündung bedeutet Wärme, Rötung, Schwellung, Aktivierung von Stoffwechsel und Immunsystem – Entzündungskrankheiten sind demnach gewissermassen Äusserungen von überschäumendem Leben. Demgegenüber äussern sich in der Degeneration und Sklerose Kälte- und Abbauprozesse, in denen das Leben erstirbt. Diese Signatur der chronischen Kältung tritt uns bei vielen Krebskranken entgegen, zudem erlebt der Krebspatient oft lange vor Ausbruch der physischen Erkrankung eine gewisse seelische Schwere und Düsterheit.

Immer mehr Menschen erkranken heute also an einem Mangel an innerer Wärme und innerem Licht!

Die Sicht einer Polarität zwischen aufbauenden Lebenskräften und abbauenden Todesprozessen war in der Medizin immer schon in der einen oder anderen Weise vorhanden. In der anthroposophischen Menschenkunde spielt sie eine zentrale Rolle: Schon im Gesunden lassen sich diese polaren Kräfte nachweisen. Die aufbauenden Kräfte im menschlichen Organismus wirken primär durch die Verdauung, den Stoffwechsel, erkennbar etwa in der Erwärmung des Organismus oder in der Muskelkraft. Sie sind Grundlage für das Wachstum und die Heilung von Schädigungen des Organismus. Demgegenüber wirken die abbauenden Kräfte mehr vom Nervensystem aus. Sie begrenzen das Wachstum, erkennbar etwa an der geringen Regenerationsfähigkeit der Nervenzellen, und ermöglichen damit den hohen Differenzierungsgrad dieser Zellen als Grundlage für unser Denken.

Gesundheit bedeutet immer Gleichgewicht – hier also Balance zwischen aufbauenden und abbauenden Kräften.

Gesunde Krankheiten?

Seit hundert Jahren zeigt die medizinische Forschung konsistent auf, dass der Mensch zu seiner gesunden Entwicklung ein gewisses Mass an fieberhaften Kinderkrankheiten braucht. Bereits 1910 publizierte der Wiener Chirurg R. Schmidt seine epochemachenden Beobachtungen, wonach Krebskranke seltener Kinderkrankheiten durchgemacht haben.[25] Dieser Zusammenhang wurde in der Folge in zahlreichen Forschungsarbeiten bestätigt, am deutlichsten für das Ovarialkarzinom (Krebs der Eierstöcke). Schmidt selber erklärte den Sachverhalt folgendermassen:

«Ein Kausalzusammenhang könnte insofern bestehen, als unter dem Einfluss von Infektionsprozessen der konstitutionelle Boden in einer Weise umgepflügt werden könnte, so dass die Disposition zur Erkrankung an Krebs bedeutend absinkt. Es käme solcher Art von Infektionskrankheiten **eine gewisse Krebsprophylaxe** zu. Ist dem so, so würde gerade unsere moderne Hygiene, wenigstens indem sie das Auftreten von Infektionskrankheiten eindämmt, die Häufigkeit der Krebserkrankung fördern. Der Szylla der Infektionskrankheiten ausweichend, würden wir so der Charybdis des Krebses entgegensteuern.»

Diese bemerkenswerte Befürchtung publizierte Schmidt im Jahre 1910, seither scheint sich seine Hypothese zu bestätigen.

So konnte U. Abel vom deutschen Krebsforschungsinstitut in Heidelberg aufzeigen, dass auch das Durchmachen von Fieberkrankheiten im Erwachsenenalter einen gewissen Schutz vor Krebskrankheiten bietet.[26]

Und in einer grossen Studie an sechs Universitätszentren in Europa und Israel weist Prof. K. Kölmel an der Universität Göttingen nach, dass nach Durchmachen einer Grippe, insbesondere mit Fieber über 38,5 Grad, und noch deutlicher nach einer Lungenentzündung wesentlich seltener ein Melanom (schwarzer Hautkrebs) auftritt.[27] Diese Beziehung ist sogar ausgeprägter als der bekannte Zusammenhang mit übermässiger Sonnenexposition.

Eine besondere Bedeutung für die Krebsprophylaxe scheint indessen den fieberhaften Kinderkrankheiten zuzukommen. Zur Überprüfung dieses Zusammenhanges führte die anthroposophische Ärzteschaft der Schweiz 1993/94 eine kontrollierte Studie bei 379 Krebspatienten in 35 Arztpraxen durch.[28] Die Studie ergab insgesamt ein deutlich gesenktes Krebsrisiko für Personen mit durchgestandenen Kinderkrankheiten, allerdings nicht beim Brustkrebs, wo keinerlei Zusammenhänge gefunden wurden.

Obwohl solche Studien nicht überbewertet werden dürfen, bekräftigt diese Untersuchung die Bedeutung der Frage:

Sind nicht gerade die klassischen Kinderkrankheiten die «grossen Lehrmeister» in der Schule unseres Immunsystems?

Therapieprinzip Wärme

Es kann als faszinierend betrachtet werden, dass die Forderung der anthroposophischen Medizin nach einer biographischen Krankheitsbetrachtung auch durch die universitäre Forschung bestätigt wird. Selbst bei so schweren Krankheiten wie dem Krebs stossen wir auf biographische Zusammenhänge, welche nicht nur für die Krebsprophylaxe bedeutsam sind, sondern auch für die Bewältigung der Krebserkrankung.

Das therapeutische Prinzip muss Wärme heissen, zunächst im körperlichen Bereich. Körpertemperaturen im Fieberbereich stimulieren zahlreiche Funktionen des Immunsystems.

Aus der ärztlichen Praxis sind dazu instruktive Beispiele von Besserungen oder Heilungen chronischer Krankheiten durch akute Fiebererkrankungen bekannt, etwa die Heilung von Kindern mit Nephrotischem Syndrom (chronische Nierenkrankheit) durch Masern oder die Besserung bei MS-Patienten nach Windpocken. Auch in der Forschung wird im Fieber immer mehr ein heilendes und in der Fieberunterdrückung ein krank machendes Prinzip erkannt.[29] Zum Wärmeprinzip in der Tumorbehandlung sagte Rudolf Steiner:

«Wir haben vor allen Dingen das Verhältnis des Stoffwechsels zur Wärmeorganisation des Menschen ins Auge zu fassen, und wir erreichen das am besten gegenüber einer Geschwulst ... dadurch, dass wir die Geschwulst umhüllen mit einem Wärmemantel. Es muss uns nur gelingen, die Geschwulst zu umhüllen mit einem Wärmemantel. Der ruft eine radikale Umänderung der ganzen Organisation hervor.» [30]

Das ist das Anliegen der verschiedenen «Hyperthermieverfahren» in der Krebsbehandlung, ganz besonders auch der Therapie mit der Mistel. Die therapeutische Wärme muss aber auch den seelischen Raum erfassen. – Wie wollen wir das mit schrecklich-kalten Kriegsbildern erreichen? Die Vorstellung der Aufrüstung von «Killer-Zellen» zur Abschlachtung des Monsters Krebs wird uns dabei kaum helfen können. So banal es klingen mag:

Wärme im seelischen Raum ist Liebe – damit ist das therapeutische Konzept umrissen.

Voraussetzung jeder therapeutischen Bemühung ist aber schliesslich die Wärmedurchdringung des geistigen Bereiches im Menschen.

Dazu gab Rudolf Steiner in einem Weihnachtsvortrag am Ende des 1. Weltkrieges die folgende Anregung:

«Versuchen Sie es recht lebendig im heutigen zeitgemässen Sinne, die Geistgedanken der Weltenlenkung in sich aufzunehmen; versuchen Sie sie aufzunehmen nicht bloss wie eine Lehre, nicht bloss wie eine Theorie, versuchen Sie sie aufzunehmen so, dass sie diese Ihre Seele im tiefsten Inneren bewegen, erwärmen, durchleuchten und durchströmen, dass Sie sie lebendig tragen ... Denn das ist es, wonach die Menschheit mit der neuen Weisheit strebt: Aus dem Geiste selber die Möglichkeit zu finden, Selbstsucht zu überwinden, den Schein des Lebens zu überwinden; Selbstsucht durch Liebe, den Schein des Lebens durch die Wahrheit, das Krankmachende durch die gesunden Gedanken, die uns unmittelbar in Einklang versetzen mit den Harmonien des Weltenalls, weil die aus den Harmonien des Weltenalls stammen.» [31]

Selbsterkenntnis im Organismus:
Das Immunsystem als Begegnungsstätte

In dieser Schrift wurde versucht, die faszinierenden Forschungsergebnisse der modernen Immunologie aufzugreifen und zu einer Sichtweise zu verdichten, welche geeignet ist, die konventionelle Sicht des Immunsystems als eines Kriegsschauplatzes zu überwinden. Das Vorgehen bedeutet nichts anderes als eine konkrete Anwendung der von Rudolf Steiner für die anthroposophische Medizin geforderten Forschungsmethodik: «Es handelt sich wirklich nur darum, dass man sich der Mühe unterwirft, unsere wunderbaren naturwissenschaftlichen Ergebnisse nicht einfach an einem bestimmten Punkte liegen zu lassen, sondern sie aufzunehmen, zu verfolgen und fortzusetzen.»[32] Es konnte dabei gezeigt werden:

Die Begegnung mit Krankheiten stellt eine unabdingbare Voraussetzung der gesunden Reifung und Entwicklung des Immunsystems dar.

Nach dem heutigen Immunologieverständnis lernt unser Organismus dabei, zwischen fremd und selbst zu unterscheiden. Die Kräfte, welche dieser Entwicklung des Immunsystems zugrunde liegen, sind die gleichen Kräfte, welche dem Kind später für sein geistiges Lernen zur Verfügung stehen müssen, wobei diese Metamorphose der menschlichen Lebenskräfte von Wachstums- in Bewusstseinskräfte adäquater Förderung durch äussere – aber auch innere – Herausforderungen bedarf.

Krankheit als Begegnung, das Immunsystem als Begegnungsstätte: Diese Sichtweise wird durch die moderne Forschung noch in ganz anderer Hinsicht nahegelegt. Einmal mehr ist es gerade die naturwissenschaftliche Forschung selbst, welche längst aufgezeigt hat, dass die Grenze zwischen «fremd» und «selbst» nicht so scharf gezogen werden kann, wie wir das in der Sicht der die Krankheiten «erregenden» Bakterien, Viren und Prionen gewohnt sind.

Symbiose mit Bakterien

Es ist längst bekannt, dass unser Organismus während des ganzen Lebens in innigster Durchdringung mit Myriaden von Bakterien steht, welche unseren körpereigenen Zellen zahlenmässig um ein Vielfaches überlegen sind. Viele von ihnen sind potentielle Krankheitserreger wie etwa die Escherichia Coli-Bakterien oder die Scharlach-Streptokokken. Ginge es nur um eine kriegerische Auseinandersetzung, müssten wir von vornherein schon kapitulieren!

Mittlerweile sieht sich die Forschung aber zur Vermutung veranlasst, dass im Laufe der Menschheitsentwicklung Bakterien ins Innere unserer Zellen aufgenommen worden sind.

So ist z.B. die genetische Substanz in den Mitochondrien (energieproduzierende Zellorganellen) dem Gensatz der Bakterien ähnlicher als jenem des Menschen selber und folgt anderen Vererbungsgesetzen. Es wird spekuliert, dass sich im Verlaufe der Evolution aus dem Zusammenleben des Menschen mit den Bakterien evolutionäre Vorteile ergaben, so dass diese Bakterien in die menschlichen Zellen aufgenommen wurden («Endosymbiose») [33]: Wahrlich eine friedlichere Sicht der Auseinandersetzung zwischen Mensch und Umwelt!

Retroviren auch in unseren Zellen
Speziell durch die AIDS-Forschung wurde man auf die «Retroviren» aufmerksam: Kleinste Viruspartikel an der Grenze der Nachweisbarkeit, welche mit zahlreichen Krankheiten von Krebs bis zu AIDS in Zusammenhang gebracht werden.

Nach aktuellen Schätzungen kommen etwa 30% aller bekannten Retroviren auch in den Zellen des menschlichen Organismus vor.

Sie können im Verlaufe von zahlreichen Krankheiten ins Blut freigesetzt werden und dort eine Antikörper-Bildung veranlassen. Das Primäre ist in solchen Fällen also die Krankheit, die Virusfreisetzung das Sekundäre – eine Infektion von aussen findet dabei überhaupt nicht statt! Die praktische Bedeutung dieser Erkenntnis soll am Beispiel von AIDS hervorgehoben werden: Forscher am Max Planck Institut in Berlin haben berechnet, dass in Bevölkerungen mit seltenem AIDS-Vorkommen in den westlichen Industrieländern möglicherweise jeder zweite positive HIV-Test falsch-positiv ist, also keinerlei Infektion von aussen stattgefunden hat und somit eigentlich keine AIDS-Gefahr im konventionellen Sinne besteht.[34] Wenn man sich die fatalen psychosomatischen und sozialen Folgen jedes positiven HIV-Tests vor Augen führt, kann man die Tragweite solcher Zusammenhänge ermessen!

Prionen als Informationsträger?
Seitdem der **Rinderwahnsinn** und ähnliche Krankheiten beobachtet wurden, war umstritten, ob die Ursache in einem genetischen Defekt, einer Vergiftung oder bei einem infektiösen Erreger liegt. Entsprechend der vorherrschenden Sichtweise hat sich derzeit die Identifizierung von Prionen als infektiöse Krankheitserreger durchgesetzt. Prionen sind kleinste Eiweiss-Partikel, zehnmal kleiner als Viren, welche normalerweise schon in den Zellen von Kühen, Schafen und dem Menschen vorkommen. Nach dem gängigen Vorstellungsmodell besteht bei den Prionen-Krankheiten die Krankheitsauslösung nur in einer Strukturveränderung dieser Eiweiss-Partikel – entscheidend wäre demnach nicht mehr eine Übertragung von infektiösen Partikeln, sondern die einer «infektiösen Information».

Solche Forschungen stellen nicht nur die klassischen Theorien der Krankheitsverursachung durch infektiöse Erreger grundsätzlich in Frage, sondern lösen auch die Sichtweise der scharfen Trennung von «fremd» und «selbst» auf.

Wenn wir den gleichen Bakterien, Viren und Prionen sowohl ausserhalb wie auch innerhalb unseres Organismus begegnen, so drängt sich eine Rückbesinnung auf die Frage des Verhältnisses zwischen der Umwelt und dem eigenen Organismus, zwischen Makrokosmos und Mikrokosmos auf, welche so alt ist wie die Menschheit selber.

Und plötzlich weitet sich der Blick. «Aus dem folgt nun, dass der Mensch ist die kleine Welt, das ist Mikrokosmos,» schreibt Paracelsus, «und zwar aus der Ursache, dass er die ganze Welt ist, in dem, dass er ein Auszug ist aus allen Sternen, aus allen Planeten, aus dem ganzen Firmament, aus der Erden und allen Elementen.»[35]

Unser Immunsystem ist eine Stätte der Begegnung mit dieser «ganzen Welt», ein Ort der Erfahrung und des Lernens, ein Erkenntnisorgan.

Alles Lernen beruht auf Begegnung mit der Umwelt, auf Herausforderung und auf Anstrengung. «Nur so kann sich ein Wesen seines eigenen inneren Lebens bewusst werden, durch die Tatsache, dass sein eigenes Leben auf Widerstand stösst», sagt Rudolf Steiner in seinen Vorträgen zur Physiologie.[36]

Gesundheit ist, so gesehen, das Gleichgewicht zwischen innerer Entwicklung und äusserer Herausforderung auf dem Wege des Menschen, «der zu werden, der er ist».

Selbsterkenntnis durch Fremderkenntnis – das aber ist der Weg zum freien Menschen.

Literaturverzeichnis und Anmerkungen

1 Scheirle A.: Heisse Schlacht im kalten Winter – Die Grippeviren greifen an. Roche Magazin 1992, 42: S. 59–63.
2 WHO: Health 21 – The health for all policy framework for the WHO European Region. WHO, Kopenhagen 1999.
3 Europarat: Übereinkommen zum Schutz der Menschenrechte und der Menschenwürde im Hinblick auf die Anwendung von Biologie und Medizin: Übereinkommen über Menschenrechte und Biomedizin vom 4. April 1997.
4 Nager F.: Der heilkundige Dichter – Goethe und die Medizin. Artemis, Zürich/München 1992.
5 Roche Basel: Aus der Schule von Charly's Immunsystem geplaudert – Gespräch mit Harald von Boehmer. Roche Magazin 1989, 35: S. 2–15.
6 Steiner R., Wegman I.: Grundlegendes für eine Erweiterung der Heilkunst nach geisteswissenschaftlichen Erkenntnissen (1925). GA 27; Rudolf Steiner Verlag, Dornach 1977.
7 Eberhard-Metzger C.: Allergien – Krank durch Hygiene. Bild der Wissenschaft 1995, 6: S. 54–60.
8 Ebenda, S. 54.
9 Alm J. et al: Atopy in children of families with an anthroposophical lifestyle. The Lancet 1999, 353: S. 1485–1488.
10 Neue Zürcher Zeitung 1997, 157.

11 Lawrence R.A.: Breastfeeding – A Guide for the medical profession. Mosby, St. Louis 1999. Oddy W.H. et al: Association between breast feeding and asthma in 6 year old children: findings of a prospective birth cohort study. BMJ 1999, 319: S. 815–819.
12 Braun-Fahrländer C. et al: Prevalence of Hay Fever and Allergic Sensitisation in Farmers Children and their Peers Living in the Same Rural Community. Clin Exp Allergy 1999, 29: S. 28–34.
13 Svanes C. et al: Childhood Environment and Adult Atopy: Results from the European Community Respiratory Health Survey. J Allergy Clin Immunol 1999, 103: S. 415–420.
14 Thompson N.P.: Is measles vaccination a risk factor for inflammatory bowel disease? The Lancet 1995, 345: S. 1071–1074. Wakefield A.J.: Ileal-lymphoid-nodular hyperplasia, non-specific colitis and pervasive developmental disorder in children. The Lancet 1998, 351: S. 637–641.
15 Flinspach J.: Schulreife – Schulfähigkeit – Schulpflicht. 1996. Studienheft 16 der Int. Vereinigung der Waldorfkindergärten e.V., Heubergstrasse 11, D-70188 Stuttgart.
16 Uphoff J.K., Gilmore J.E.: Einschulungsalter – Wieviele Schüler sind leistungsbereit? Ebenda, S. 59–65.
17 Medizin Zeitung 2000, 4: S. 17
18 Tuomilehto J.: Record-high incidence of Type I diabetes mellitus in Finnish children. Diabetologica 1999, 42: S. 655–660.
19 Rönne T.: Measles Virus Infection without Rash in Childhood is related to Disease in Adult Life. Lancet 1985, 1.
20 Farrington P. et al: A new method for active surveillance of adverse effects from DPT- and MMR-vaccines. The Lancet 1995, 345: S. 567–569.
21 WHO: Ottawa-Charta zur Gesundheitsförderung. WHO, Genf 1986.
22 Albonico H.U.: Gewaltige Medizin. Haupt, Bern/Stuttgart/Wien, 2. Auflage 1998, S. 57–82.
23 Fiala Ch., Baumgartner M.: AIDS, Afrika und Vorurteile. Für uns-Vita sana 2000, 7/8: S. 8–11.
24 Dieses Kapitel wurde deshalb von einer Krebspatientin durchgesehen, wofür ich ihr herzlich danke.
25 Schmidt R.: Krebs und Infektionskrankheiten. Medizinische Klinik 1910, 43: S. 1630–1633.
26 Abel U.: Infekthäufigkeit und Krebsrisiko. Deutsche Medizinische Wochenschrift 1986, 111: S. 1978–1981.
27 Kölmel K. F. et al: Infections and Melanoma Risk – Results of a multicentric EORTC case-control study. Melanoma Research 1999, 9: S. 511–519
28 Albonico H.U. et al: Febrile infectious childhood diseases in the history of cancer patients and matched controls. Medical Hypotheses 1998, 51: S. 315–320. Auf Deutsch: Häufigkeit fieberhafter Infektionskrankheiten im Kindesalter in der Vorgeschichte von Karzinompatienten. Der Merkurstab 1996, 1: S. 1–19
29 Plaisance K.I., Mackowiak P.A.: Antipyretic Therapy – Physiologic Rationale, Diagnostic Implications, and Clinical Consequences. Arch. Intern. Med. 2000, 160: S. 449-456.
30 Steiner R.: Anthroposophische Grundlagen für die Arzneikunst (1922). GA 314; Rudolf Steiner Verlag, Dornach 1989, S. 138.
31 Steiner R.: Die Geburt des Christus in der menschlichen Seele. Vortrag in Basel am 22. 12. 1918; Rudolf Steiner Verlag, Dornach 1974.
32 Steiner R.: Anthroposophische Grundlagen für die Arzneikunst (1922). GA 314; Rudolf Steiner Verlag, Dornach 1989, S. 115.
33 Margulis L., Sagan D.: Leben – Vom Ursprung zur Vielfalt. Spektrum, Heidelberg 1999.
34 Gigerenzer G. et al: AIDS conselling for low-risk clients. AIDS Care 1998, 10: S. 197–211.
35 Hemleben J.: Paracelsus – Revolutionär, Arzt und Christ. Huber, Frauenfeld/Stuttgart 1974, S.119
36 Steiner R.: Eine okkulte Physiologie (1978). GA 128; Rudolf Steiner Verlag, Dornach 1978, S. 96–99.

Weiterführende Literatur des Autors zum Thema

Albonico H.U.: Gewaltige Medizin – Fragen eines Hausarztes zur Immunologie, zu den Impfungen gegen Kinderkrankheiten, zu AIDS und zur Gentechnologie. Haupt, Bern/Stuttgart/Wien, 2. Auflage 1998.

Danksagung

Ich danke Herbert Holliger für seine Anregung zu dieser Schrift, Felicitas Vogt für die Verwirklichung und meiner Frau Danielle Lemann für die aufbauend-kritische Durchsicht des Textes.